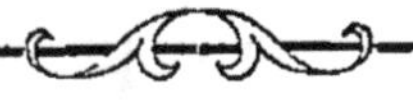

NOTICE

SUR LA

MÉDICATION SALICYLIQUE

ET SUR LES

PRÉPARATIONS PHARMACEUTIQUES QU'ELLE COMPREND

PAR

E. VELUET

PHARMACIEN

PARIS

PHARMACIE E. VELUET

18, RUE VAVIN, 18

—

1877

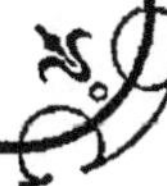

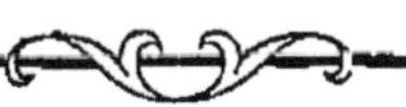

NOTICE

SUR LA

MÉDICATION SALICYLIQUE

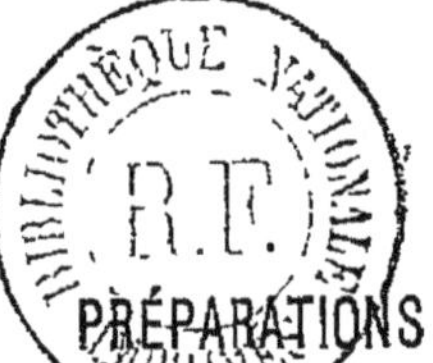

ET SUR LES

PRÉPARATIONS PHARMACEUTIQUES QU'ELLE COMPREND

PAR

E. VELUET

PHARMACIEN

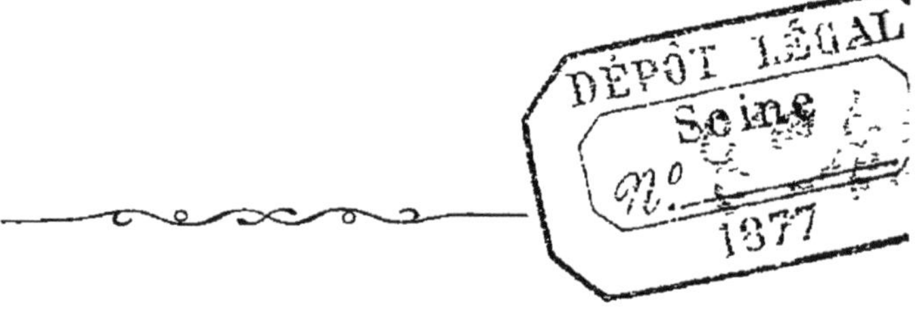

PARIS

PHARMACIE E. VELUET

18, RUE VAVIN, 18

1877

NOTICE

SUR LA

MÉDICATION SALICYLIQUE

ET SUR LES

PRÉPARATIONS PHARMACEUTIQUES QU'ELLE COMPREND

A la suite de nombreuses expériences faites en France et à l'étranger, les préparations salicyliques tendent à prendre tous les jours une plus grande place dans la thérapeutique.

Les brillants succès obtenus par les médecins des hôpitaux de Londres, de Berlin, de Moscou, de Vienne et de Paris ont fait à la médication salicylique une vogue bien méritée. Nous croyons qu'il peut être utile à nos lecteurs de connaître l'histoire de cette médication; nous croyons aussi que les médecins, auxquels nous nous adressons spécialement, ne liront pas sans intérêt ce petit travail fait pour eux.

PREMIÈRE PARTIE

HISTOIRE DE L'ACIDE SALICYLIQUE

Pelletier et Caventou, en enrichissant l'arsenal médical d'un remède aussi héroïque que la *quinine*, ont fait oublier les anciens fébrifuges; mais, malheureusement, la quinine augmentant continuellement de prix, les médecins ont été amenés à lui chercher des succédanés. Nous n'insisterons pas sur le résultat de ces recherches; qu'il nous suffise de savoir qu'elles ont fait faire une découverte importante, celle des propriétés thérapeutiques de l'*acide salicylique*.

Depuis les temps les plus reculés, on a fait usage des *écorces de saule*, de *peuplier* et de *tremble*, qui passaient pour toniques et fébrifuges; la *reine-des-prés*, cette charmante plante qui vit dans les prés humides et que l'on recherche tant comme plante d'ornement, la reine-des-prés a eu aussi sa grande place dans la médecine de nos pères; elle joignait aux qualités précédentes celle d'être un diurétique puissant.

Les chimistes ont cherché à isoler les principes actifs de ces simples, et l'analyse leur a montré qu'il existait entre elles une parenté cachée ; l'analogie de leurs effets provenait de l'analogie de la cause. C'est ce que nous allons faire comprendre à nos lecteurs.

Le saule blanc (*salix alba*, L.), de la famille des salicinées, doit toutes ses propriétés à la *salicine*.

Cette substance, dont la formule chimique est ($C^{26}H^{18}O^{14}$), se présente sous forme d'aiguilles quand elle est cristallisée. Pour la préparer, M. Berthelot recommande d'épuiser l'écorce de saule par l'eau bouillante ; on concentre, on fait digérer avec de la litharge, on filtre, on évapore en consistance de sirop ; peu à peu la *salicine* se sépare ; on peut la purifier par des cristallisations successives.

C'est la *salicine* qui communique à la décoction d'écorce de saule sa saveur amère ; elle se dissout dans l'eau et dans l'alcool, mais elle est insoluble dans l'éther pur. Ce corps a donné naissance à toute la série de composés qui va se dérouler sous nos yeux ; les noms de ces composés rappellent leur origine ; ils ont tous pour facteur le mot latin *salix*, qui signifie saule.

Les trembles et les peupliers contiennent de la *salicine* comme le saule, et cette substance se retrouve jusque dans la sécrétion du *castor fiber*, connue sous le nom de *castoreum*. Les médecins prescrivent la *solicine* à la dose de 0,50 à 2 grammes comme fébrifuge.

Si on prend de la *salicine* ($C^{26}H^{18}O^{14}$) et qu'on fasse réagir sur elle des acides étendus, elle se dédouble ; il se produit alors de la *glucose* et un nouveau corps nommé *saligénine*, dont la formule est ($C^{14}H^{8}O^{4}$).

La *saligénine* n'a pas d'usage en thérapeutique, mais elle a pour le chimiste une grande importance, car elle permet de préparer l'*hydrure de salicyle* ($C^{14}H^{6}O^{4}$), corps voisin par sa composition de l'*acide salicylique*.

Pour obtenir de l'*hydrure de salicyle* avec la *saligénine*, il suffit de traiter cette substance par un corps oxydant ; elle perd deux équivalents d'hydrogène, et de ($C^{14}H^{8}O^{4}$) qu'elle était, elle devient ($C^{14}H^{6}O^{4}$).

En nous résumant, nous voyons que pour arriver à l'*hydrure de salicyle* nous sommes partis de la *salicine*, que nous avons dédoublée en *glucose* et *saligénine ;* puis nous avons transformé la *saligénine* en *hydrure de salicyle*.

Les réactions que nous avons faites ont un grand intérêt théorique, mais en pratique un tel procédé de préparation de l'*hydrure de salicyle* serait loin d'être simple, et les chimistes ne l'emploieraient pas.

Lorsqu'on veut se procurer l'hydrure, au lieu de passer par les transformations successives de la *sali-*

cine, on a plus vite fait de le retirer de la reine-des-prés (*spiræa ulmaria*, L. *ulmaire*, famille des rosacées), qui en renferme aussi.

La *reine-des-prés*, plante très-aromatique, doit son odeur à l'huile volatile complexe qu'elle contient. Dans cette huile volatile, l'analyse a révélé : 1° une espèce de camphre ; 2° une essence isomère de l'essence de térébenthine, et enfin, 3° le corps que nous venons de former plus haut, l'*hydrure de salicyle*, que l'on appelait autrefois *acide salicyleux* et que l'on peut considérer comme l'*aldéhyde salicylique*.

Les médecins prescrivent l'infusion de reine-des-prés à la dose de 10 grammes de sommités fleuries pour un litre d'eau. Cette infusion, dont l'odeur est très-agréable, renferme l'huile essentielle d'ulmaire que l'on en peut séparer par la distillation.

L'*hydrure de salicyle* tiré de l'essence d'ulmaire (reine-des-prés) est jusqu'à présent sans usage en médecine ; c'est lui qui a servi à découvrir l'*acide salicylique*.

En 1838, Piria eut l'idée de faire fondre de la potasse avec de l'*hydrure de salicyle;* il en résulta de l'*acide salicylique*. Nous allons entrer dans quelques détails au sujet de ce corps, si important dans la série de composés qui nous occupe.

Pendant longtemps on n'eût pas de moyen pratique pour préparer l'*acide salicylique*, il resta donc à peu près ignoré des médecins quoique bien connu des chimistes. Ce ne fut qu'en 1869 que des professeurs allemands, MM. Kolbe et Lautemann, donnèrent un procédé industriel pour préparer cet acide. Ils le constituèrent par synthèse, en faisant passer un courant d'acide carbonique dans l'acide phénique en présence du sodium. (La formule de l'acide phénique étant $C^{12}H^6O^2$, si on fixe sur cet acide deux équivalents d'acide carbonique, c'est-à-dire C^2O^4, on obtient $C^{14}H^6O^6$, l'*acide salicylique* ou *phénol carbonique.*)

Le procédé Kolbe et Lautemann a été modifié dernièrement par la Société de Pharmacie de Paris ; une commission d'étude, composée de MM. Schaeufèle, Baudrimont, Gobley, Marais et Petit, a proposé le mode de fabrication suivant, que nous tirons *in extenso* du *Répertoire de Pharmacie* (tome V, n° 11, janvier 1877).

« Dans une solution de soude caustique du commerce concentrée, on fait dissoudre de l'acide phénique cristallisé en quantité suffisante pour saturer exactement la soude, et l'on évapore le liquide dans une capsule de fer jusqu'à ce que, au moyen d'un pilon, le produit soit obtenu broyé et pulvérulent.

» C'est le *phénate de soude*. Il est très-hygrométrique, et, pour le conserver, il faut le renfermer dans des flacons hermétiquement bouchés.

» Pour préparer l'acide salicylique, on chauffe lentement le phénate de soude dans une cornue tubulée en verre placée dans un bain d'huile. On commence à faire passer un courant d'acide carbonique sec au moment où la température de la cornue a atteint 100°. On laisse monter la température peu à peu pendant quatre heures jusqu'à ce qu'elle atteigne 180°. Ce n'est qu'après un certain temps qu'il commence à distiller de l'acide phénique, qui ne tarde pas à passer en plus grande abondance ; à la fin, on chauffe à 220°, puis à 250°.

» L'opération est terminée quand, à cette température, le courant d'acide carbonique n'entraîne plus de vapeurs de phénol. A ce moment, il n'y a plus dans la cornue que du *salicylate de soude anhydre.* Sa couleur est brune.

» Pour obtenir l'acide salicylique cristallisé et incolore, on dissout dans l'eau le *salicylate basique* et on le décompose par Q. S. d'acide chlorhydrique jusqu'à précipitation complète de l'*acide salicylique*, que l'on égoutte sur un filtre. On le purifie par une ou deux cristallisations successives dans l'eau. On peut l'obtenir très-pur par sublimation ; il fond à 200° et se sublime en aiguilles brillantes et déliées.

» Il est peu soluble dans l'eau simple ; il est très-soluble dans l'alcool et dans l'éther, dont l'évaporation spontanée fournit des cristaux ayant la forme de prismes volumineux et très-réguliers.

» La dissolution aqueuse de cet acide donne, avec les sels de peroxyde de fer, une coloration violette très-intense. »

Dans les premiers temps, le produit obtenu industriellement n'était pas incolore; il se présentait sous la forme de cristaux fins colorés en jaune clair, en brun et même en rouge. *J. C. Tresh* proposa le procédé suivant pour le décolorer :

Dissoudre l'acide dans quatre fois son poids de glycérine, ajouter ensuite Q. S. d'eau froide; l'acide se précipite en cristaux très-blancs, et la matière colorante reste en dissolution dans le liquide.

L'*acide salicylique* n'est pas très-odorant, mais *sa poussière* inhalée provoque quelquefois la toux et l'éternument; certaines personnes sont très-sensibles à cette propriété de l'acide d'irriter les muqueuses bronchiques et nasales. Cette action est du reste très-passagère.

La saveur de l'acide salicylique est légèrement sucrée et astringente.

Sa couleur est d'un blanc de neige. M. Kolbe trouve que l'action de l'acide sulfurique pur et concentré sur l'acide salicylique, dans le but d'en constater la pureté, doit être considérée comme de longtemps la réaction la plus sûre. (*Pharm. centralbl. et Journal d'Alsace-Lorraine.*)

On introduit 50 centigrammes de l'acide à essayer dans un tube, on verse par-dessus 5 centimètres cubes d'acide sulfurique concentré et pur, puis on agite; lorsque l'*acide salicylique* est pur, la solution se fait incolore et limpide; sinon, elle se colore en jaune pouvant aller jusqu'au brun.

Voici quelques coefficients de solubilité de l'acide

salicylique dus à *MM. Leger et Debœuf*, internes en pharmacie des hôpitaux de Paris :

Un gramme d'acide se dissout dans :

5 centimètres	cubes	d'*alcool*.
3,30	—	d'*éther*.
300	—	de *chloroforme*.
130	—	d'*eau bouillante*.
1000	—	d'*eau froide*.

M. Maury, pharmacien à Lyon, a lu à la Société de pharmacie de Lyon une note très-intéressante sur la *pharmacologie de l'acide salicylique :*

« On peut bien accueillir ce médicament sans arrière-pensée, dit-il, quand de savants praticiens de pays différents attestent hautement ses succès dans les *diphthéries*, les *fièvres paludéennes*, *typhoïdes*, *muqueuses*, *scarlatines*, etc., en un mot dans toutes *les maladies à caractère infectieux*, dans toutes *les épidémies*.

» On dirait une vraie panacée en lisant cette énumération; mais le doute ne subsiste point quand on est assuré que l'acide salicylique a fait ses preuves pour combattre avec succès l'*oïdium albicans*, le *dyplosporium fuscum*, etc., parasites des muqueuses de la gorge et qu'il est un moyen sûr et prompt d'abaisser la température des fébricitants sans qu'elle descende au-dessous de son degré normal, n'exposant point ainsi le malade à des accidents cérébraux et intestinaux, comme cela peut arriver par une autre médication. » (*Lyon médical.*)

M. Maury a eu la pensée de codifier les formules des préparations salicyliques qui ont été publiées jusqu'à ce jour; il les a énumérées dans la note dont nous parlons.

SECONDE PARTIE

MÉDICATION SALICYLIQUE

Parmi les propriétés de l'acide salicylique, une des principales et des premières constatées est sa *propriété antiseptique.*

Il empêche la fermentation de se produire dans un mélange de 5 grammes de levûre de bière, 120 grammes de sucre et 1 litre d'eau. M. Kolbe, qui a fait cette expérience, a été jusqu'à proposer l'acide salicylique pour remplacer le sel marin dans la *conservation des aliments;* il l'a proposé aussi comme propre aux usages de la toilette (*dentifrices*, *bains*, *lotions*, etc.). M. Paulcke, pharmacien à Leipzig, fait une poudre dentifrice à l'acide salicylique, et son élixir dentifrice est une solution alcoolique du même acide, aromatisée à l'essence de *gaulteria procumbens*. (La *gaulterie couchée* renferme une essence qui est formée presque exclusivement par de l'*acide méthylsalicylique*, d'après M. Cahours; cette essence est aussi connue sous le nom d'*essence de Winter-Green.*)

Une société s'est formée à Paris pour vendre de l'acide salicylique destiné à la conservation des produits alimentaires, lait, bouillon, viandes, etc., et déjà à Londres ce mode de conservation est très-employé.

Au point de vue médical, l'emploi de l'acide salicylique pour la *conservation des injections hypodermiques* a été conseillé par un pharmacien éminent, M. S. Limousin.

« Il a préparé deux solutions, l'une avec eau distillée, 10 grammes, et chlorhydrate de morphine, 0 gr. 20, et l'autre, eau distillée, 10 grammes, acide salicylique, 0 gr. 02, et chlorhydrate de morphine, 0 gr. 20.

» Ces deux solutions ont été conservées trois semaines, et au bout de ce temps on pouvait constater dans la première la présence de nombreuses mucédinées et de cristaux de sel attachés aux parois du flacon, tandis que la seconde était restée parfaitement claire et limpide. » (*Rép. de Pharm.*, t. IV, n° 5, mars 1876.)

Au point de vue chirurgical, les premières expériences ont été faites en Allemagne. On a d'abord employé l'acide salicylique à la dose de 1 gramme à 1 gr. 25 à l'intérieur, pour éviter les *accidents infectieux*, puis on l'a rapidement appliqué *au traitement externe pour couvrir les ulcères puerpéraux et même pour remplacer l'acide phénique dans les bandages de Lister.*

Nous lisons dans un article de M. Quinard, interne en pharmacie du service de M. le docteur Labbé, chirurgien de la Pitié, que ce praticien si connu donne à ses opérés l'acide salicylique dans une potion de Todd.

Acide salicylique	1 gramme.
Rhum Julep diacodé	} āā 60 grammes.

« Ce mode d'administration, dit M. Quinard, semble d'autant plus rationnel que l'acide salicylique est généralement prescrit à l'intérieur dans les salles de chirurgie, où la plupart des opérés, pansés également avec le même acide, prennent simultanément la potion de Todd. » (Quinard, *Rép. de Pharm.*, t. IV, nº 20, octobre 1876.)

Les médecins suisses, dit M. Maury de Lyon, déjà cité, ont employé l'acide salicylique dans les affections fébriles, telles que *fièvres typhoïdes, paludéennes*, etc., à des doses telles que son innocuité ne peut être douteuse. Son action cumulative est assez remarquable, car, après avoir obtenu la rémission désirée au moyen d'une première dose de 4, 6, 8 grammes, il suffit d'administrer pendant les jours suivants une quantité deux à quatre fois moindre pour *maintenir la température dans de bonnes limites*. Dans les cas chirurgicaux, on ne dépasse guère 2 grammes par jour du médicament.

En France, dans les hôpitaux de Paris, l'acide salicylique et les salicylates ont été étudiés par des professeurs célèbres. Les chirurgiens se sont toujours félicités de l'avoir employé, et les médecins ou du moins la plupart des médecins qui l'ont expérimenté en recommandent l'usage. M. Guéneau de Mussy a surtout été frappé du fait suivant : chez un malade atteint depuis longtemps d'un *catarrhe vésical*, l'urine présentait une fétidité insupportable; en outre, on avait injecté dans la vessie de l'eau goudronnée tiède; M. Guéneau de Mussy donna, sur les conseils de M. Guyon, 0 gr. 50, puis 1 gramme, puis 2 grammes d'acide salicylique à l'intérieur. En quelques jours, la fétidité de l'urine disparut.

M. Guéneau de Mussy l'a également employé dans le *rhumatisme articulaire aigu* et *dans la fièvre typhoïde;* dans cette dernière maladie, à titre d'antiseptique, il l'a prescrit, entre autres fois, à quatre malades dont la température oscillait entre 39° et 40°; dès le lendemain, chez les quatre malades, il y eut une amélioration notable; ces quatre malades sont actuellement rétablis.

M. Dujardin-Beaumetz donne l'acide à la dose de 4 à 8 grammes dans les vingt-quatre heures, dans *le rhumatisme*, et jamais l'action favorable n'a fait défaut dans les *rhumatismes articulaires franchement aigus.*

M. Desnos, médecin de la Pitié, s'est souvent très-bien trouvé de l'emploi de l'acide salicylique dans la même maladie. M. le professeur Gubler,

MM. C. Paul, Petit et M. Cadet de Gassicourt, médecin de l'hôpital Sainte-Eugénie, ont publié des articles remplis d'observations qui établissent la valeur de la médication salicylique. Ces messieurs luttent contre l'engouement qui donne à cette médication une universalité qu'elle ne saurait certes pas avoir, mais ils signalent cependant de nombreux succès.

MM. Bergeron et Cadet de Gassicourt ont obtenu quelques résultats dans le traitement du *croup* par l'acide salicylique, et le docteur Abelin, médecin de l'hôpital de Stockholm, mentionne les brillants succès obtenus par W. Wagner, Letzerich, Fontheim, Hanow et Langfeld dans cette maladie. Sans nous enthousiasmer plus qu'il ne faut sur ce sujet, nous pouvons affirmer que *presque toujours* l'acide guérit rapidement les *stomatites ulcéreuses*, et que souvent il rend de véritables services dans le traitement du *croup*. La *fièvre typhoïde* et le *typhus* ont été traités en Allemagne par la médication salicylée; Iahn, Mashan, Goldtammer, Butt, Moeli, Wolfberg, Ziemssen, Fischer, Ewald et le professeur Frerich, à Berlin, en ont tiré des résultats très-satisfaisants.

Dans les *fièvres intermittentes*, Senator, Riess, Fischer, le professeur Rosenstein de Leyde, Larzana, etc., etc., s'en sont servis avec quelque succès.

Dans les *affections puerpérales*, dans les cas de *cancer du pylore*, de *catarrhe gastrique chronique* et de *diarrhée*, Wagner l'a employé comme correctif de la fermentation. Berthold l'a préconisé dans la *gangrène pulmonaire*, la *stomatite catarrhale*, le *muguet*, etc., etc. (Voyez *doct. L.-H. Petit*, article excessivement complet sur la médication salicylée, nos 2 et 3 du *Bulletin général de thérapeutique*, 1877.)

Somme toute, ANTIPYRÉTIQUE TRÈS-PUISSANT, ANTISEPTIQUE PRÉCIEUX, voilà les qualités de l'acide salicylique.

Pour terminer cette étude sur la médication salicylique, nous ne saurions mieux faire que de citer textuellement les conclusions lues par M. le professeur Germain Sée dans la séance du 3 juillet 1877 de l'Académie de médecine.

« C'est dans le *rhumatisme articulaire aigu* qu'on observe les effets les plus sûrs, les plus prompts, si bien qu'on peut affirmer, presque à coup sûr, la guérison du rhumatisme aigu, fébrile ou apyrétique, dans l'espace de deux à quatre jours. Cinquante-deux cas en font foi.

» Dans le *rhumatisme chronique* simple, les essais que j'ai institués sont des plus satisfaisants; il en est de même dans les crises aiguës qui se manifestent de temps à autre, soit dans le rhumatisme simple, soit même dans *l'arthrite noueuse;* les attaques douloureuses cessent aussi vite que dans le rhumatisme aigu. Il y a plus; les *engorgements articulaires* diminuent considérablement, et les mouvements peuvent devenir libres, même après des années de douleur, de rigidité et d'immobilité, à condition que les lésions osseuses ne soient pas trop profondes, trop avancées (douze observations de rhumatisme chronique).

» Mais c'est dans la *goutte aiguë* ou *chronique* que les résultats sont le plus remarquables; dès mes premières expériences, je fus frappé de la promptitude avec laquelle les accès aigus les plus douloureux sont enrayés; dans l'espace de deux à trois jours, les douleurs, la fluxion articulaire, la rougeur de la peau, la sensibilité au toucher, tout a disparu.

La *goutte chronique* ne se prête pas moins bien aux applications de la médication salicylique. Par cette méthode de traitement combinée, même à dose modérée, les malades sont absolument à l'abri de tout accès aigu.

» D'une autre part, les *engorgements chroniques péri-articulaires* disparaissent avec facilité; les tophi des articulations diminuent et cessent de s'enflammer; en un mot, la guérison peut être complète, sans qu'il se produise aucune métastase sur le cœur, l'estomac, les organes respiratoires ou le cerveau; il ne m'a pas été donné une seule fois, dans les vingt et un cas que j'ai pu suivre, de constater la moindre rétrocession de la goutte vers les organes internes. Il n'y a pas d'autre inconvénient que le développement des troubles de l'ouïe, et parfois un certain degré de faiblesse ou de narcotisme; les deux derniers phénomènes disparaissent dès qu'on diminue la dose; les perturbations de l'audition sont bien plus persistantes. Parmi les affections qui sont de nature goutteuse, il faut citer la *gravelle*, qui se modifie très-favorablement, ou plutôt s'élimine plus facilement à l'aide du salicylate de soude, qui a, en outre, l'avantage de calmer les *douleurs néphrétiques*.

» La médication salicylique a paru modifier avantageusement certaines *névralgies faciales;* mais cette affection n'est pas suffisamment établie; il en est de même pour le traitement des *sciatiques* par ce moyen.

» Dans les *maladies douloureuses de la moelle épinière*, le salicylate de soude produit les effets calmants le plus nettement appréciables; mais, par la continuité du traitement, il peut en résulter un certain degré de faiblesse. »

L'acide salicylique étant peu soluble, on a cherché à le donner sous différentes formes. La préparation la plus employée actuellement est le *salicylate de soude*.

C'est ce salicylate que nous offrons à nos lecteurs sous une forme agréable.

La LIMONADE SALICYLIQUE VELUET renferme 10 grammes de *salicylate de soude parfaitement pur*, représentant à peu près 8 grammes d'acide salicylique. Elle a l'avantage d'être parfaitement digérée, ce qui n'arrive pas toujours avec les autres préparations salicyliques, qui provoquent quelquefois des vomissements, surtout chez les femmes.

Son prix est relativement peu élevé, si on pense que le médicament est prêt à être absorbé sans qu'on ait à y ajouter ni sucre ni sirop; sa saveur est acidule et très-agréable; elle est prise avec plaisir même par les jeunes enfants.

E. VELUET.

Pour les demandes en gros, s'adresser à la pharmacie VELUET, 18, rue Vavin, Paris. Pour le détail, dans toutes les pharmacies.

PARIS. — IMP. Vve P. LAROUSSE ET Cie, RUE NOTRE-DAME-DES-CHAMPS, 19.

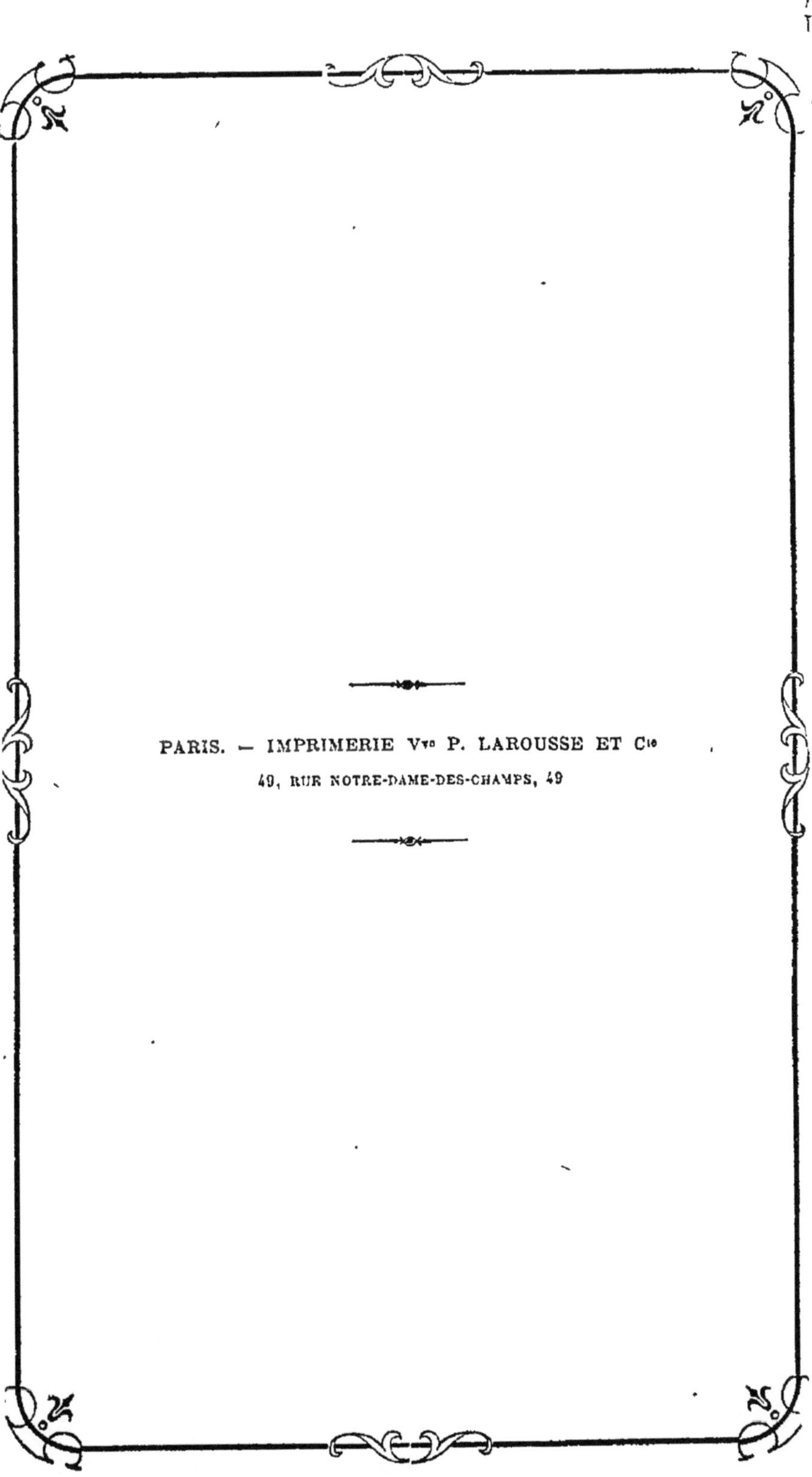

PARIS. — IMPRIMERIE Vve P. LAROUSSE ET C[ie]
49, RUE NOTRE-DAME-DES-CHAMPS, 49

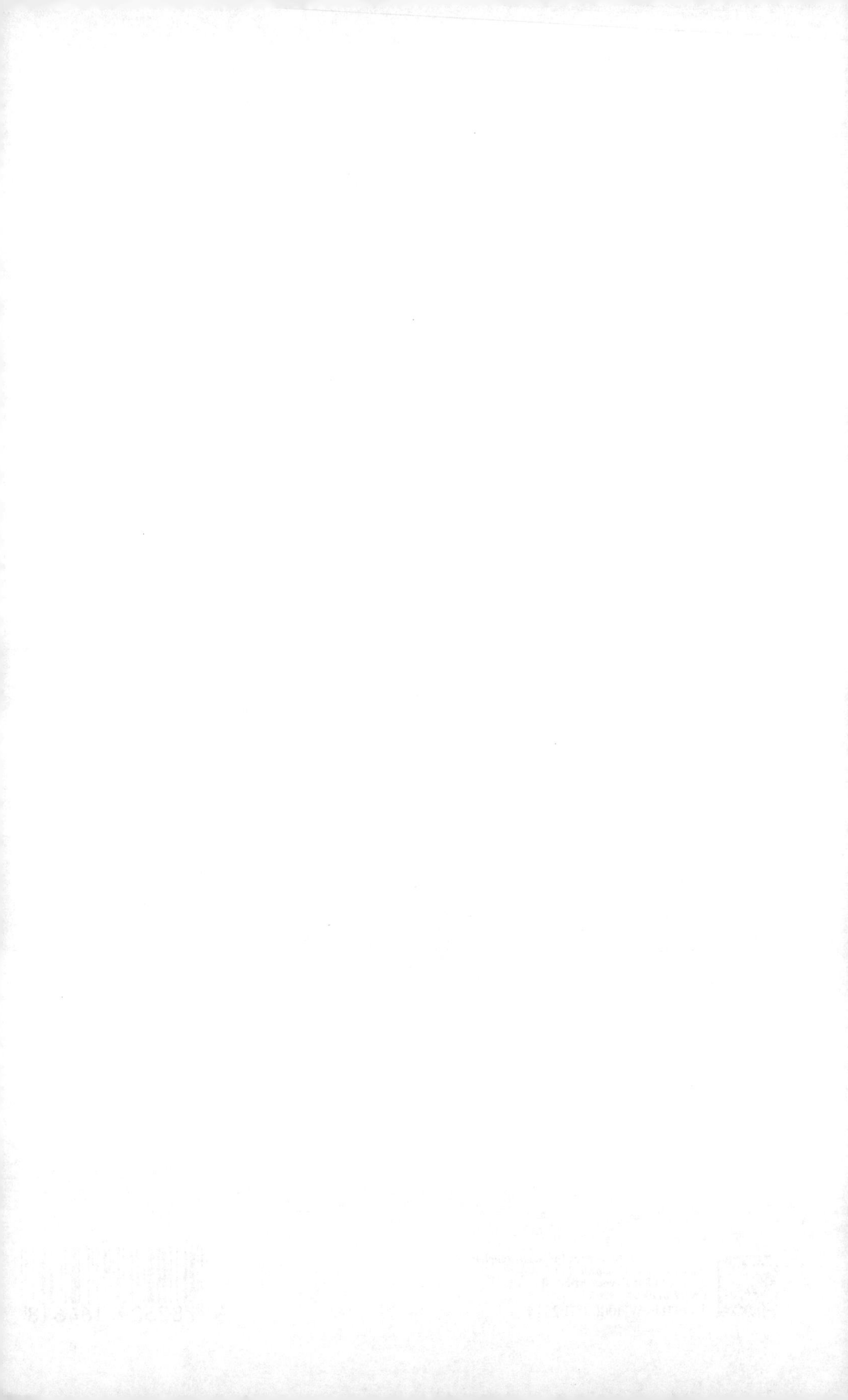

www.ingramcontent.com/pod-product-compliance
Ingram Content Group UK Ltd.
Pitfield, Milton Keynes, MK11 3LW, UK
UKHW021042260726
13994UKWH00005B/2314

9 782329 164618